AF315084

DE

L'EXOSTOSE SOUS-UNGUÉALE

DU GROS ORTEIL

PAR

H. PAILLÉ,

Docteur en médecine de la Faculté de Paris.

PARIS

A. PARENT, IMPRIMEUR DE LA FACULTÉ DE MÉDECINE

Rue Monsieur-le-Prince, 31.

—

1874

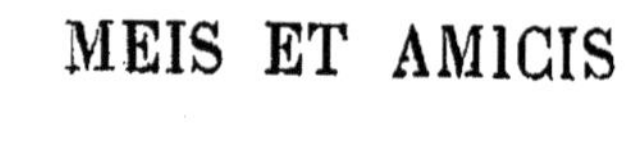

MEIS ET AMICIS

DE

L'EXOSTOSE SOUS-UNGUÉALE

DU GROS ORTEIL

AVANT-PROPOS.

L'exostose sous-unguéale est une maladie dont l'histoire ne remonte pas bien haut. Elle date de Dupuytren, c'est-à-dire du commencement du siècle. Les anciens chirurgiens l'avaient sans doute englobée parmi les maladies qui affectent les ongles, et les parties molles qui les entourent et les supportent. Ils l'avaient confondue, par exemple, avec l'ongle incarné, et les différentes espèces d'onyxis, maladies que l'on rencontre assez fréquemment aux orteils. Du reste, cette maladie est, sinon très-rare, du moins assez peu commune. Et il est fort possible que les quelques cas, vus par les divers chirurgiens dans leur pratique journalière, aient passé, par leur rareté, à peu près inaperçus pour eux. Depuis les leçons de Dupuytren sur ce sujet, il s'est produit un certain nombre de travaux touchant cette affection, tant dans les revues périodiques, les journaux, les traités de médecine opératoire, que dans quelques thèses et quelques leçons cliniques. Nous avons puisé à toutes ces sources, et nous avons consulté avec fruits les travaux suivants :

Les Leçons orales de Dupuytren (tome II, 2ᵉ édition, p. 110).

Velpeau, *Revue médicale* (janvier, 1837, tome II).

Legoupils (*Revue médico-chirurgicale* de Malgaigne, tome VIII, p. 21, 1850).

Debrou (*Gazette hebdomadaire*, 1860, p. 355).

Gosselin (Cliniques chirurgicales de la Charité, tome I, p. 76.

Vallin (Thèse de Paris, 1860).

André (Thèse de Paris, 1868).

Nous avons pris dans ces deux thèses deux observations qui nous ont paru intéressantes à rapporter, et dont nous aurons à tirer quelques conséquences.

Nous avons assisté à une leçon clinique de M. le professeur Broca sur ce sujet, et nous avons recueilli dans son service de l'hôpital des Cliniques l'observation qui nous est personnelle (avril 1874).

Les documents commencent à être assez nombreux pour que l'on puisse traiter cette maladie d'une façon à peu près satisfaisante. Sans doute, au premier abord, cette affection a pu paraître à beaucoup insignifiante ; mais, si on l'étudie plus à fond, l'on peut se convaincre que, à l'âge où elle se développe, par son siége, sa durée, l'aggravation toujours croissante des lésions qu'elle entraîne le plus souvent (si elle n'est pas opérée de bonne heure), ses chances de récidives, c'est, assez fréquemment, une maladie plus grave qu'on ne serait tenté de le croire. En effet, développée chez une personne de la classe aisée de la société, c'est une lésion

qui peut sembler seulement gênante, parce qu'elle force
à garder un repos plus ou moins prolongé, mais chez
un homme de la classe laborieuse, c'est une véritable
infirmité : car elle lui empêche de gagner sa vie; et,
pour l'en débarrasser, il est nécessaire de recourir à
une opération qui peut entraîner quelquefois des suites
graves.

Quelquefois même, lorsque cette affection est mal
soignée, elle peut mener le malade à la cachexie et au
dépérissement de l'organisme. Ainsi André, chirurgien de Versailles, vers le milieu du xviiie siècle, opéra
une malade qui, par suite des progrès et de la suppuration d'une exostose sous-unguéale, était tombée dans
le marasme.

Définition.—Nous définirons l'exostose sous-unguéale:
une tumeur, le plus généralement osseuse et fibreuse,
siégeant sur les parties antérieure ou latérales de la
dernière phalange des orteils, entre le tissu osseux auquel elle adhère ordinairement par un pédicule, et
l'ongle qu'elle soulève presque constamment.

Siége.—S'il est vrai que l'exostose sous-unguéale siége
le plus souvent à la phalangette du gros orteil, il ne
faudrait pas croire, toutefois, qu'elle ne peut pas se développer ailleurs. Presque tous les auteurs, qui ont recueilli des faits touchant cette maladie, ont signalé
quelques exceptions à la règle que nous avons posée
dans notre définition ; mais ces faits sont très-rares, et
n'ont d'autre intérêt que cette rareté même.

Dupuytren et Liston, qui ont porté une grande attention sur ce sujet, disent n'en avoir pas rencontré ailleurs
qu'aux pieds ; c'est, sans doute, parce que l'occasion

ne s'est pas présentée à eux d'en voir ailleurs qu'aux orteils. Mais Lisfranc et Velpeau affirment avoir rencontré cette maladie sur les doigts de la main. M. Gosselin, dans ses leçons cliniques de l'hôpital de la Charité, dit en avoir rencontré un exemple sur le troisième orteil, puis sous l'ongle de l'index de la main droite. M. Richet, dans sa leçon clinique du 13 juin 1868, a entretenu ses auditeurs d'un fait curieux, qui vient, comme celui de M. Gosselin, à l'encontre des assertions de Dupuytren et de Liston. Il fut consulté par un habitant de la province, qui était porteur d'une singulière affection du pouce. L'ongle était légèrement soulevé, et au pourtour les tissus étaient tuméfiés. Des incisions avaient été pratiquées à plusieurs reprises par un médecin, et il en était sorti du pus. La malade vint à Paris, vit M. Richet, qui s'assura que, sous les bourgeons charnus, il existait une petite exostose. Il fit l'opération, et le malade guérit très-bien.

Néanmoins les orteils sont le lieu d'élection de la maladie. En effet, Liston signale les petits orteils comme pouvant être le siége de l'affection. Velpeau dit aussi l'avoir rencontrée, non-seulement sur le gros orteil, mais sur les orteils voisins. Dans les cinq observations de M. Debrou, on voit la maladie occuper une fois le quatrième orteil, et une autre fois le cinquième. M. Hutchinson pense que, 19 fois sur 20, l'exostose s'est développée sur le gros orteil.

La tumeur peut occuper non-seulement la partie antérieure, mais, le plus souvent même, suivant certains auteurs, les parties internes et externes de la phalangette. Nous voyons la tumeur occuper le bord interne dans les observations : (5, de Dupuytren), (6, Thèse d'André, 1868), (10, Thèse d'André). (1 Thèse de Vallin,

1860), (3, Thèse de Vallin), (4, Thèse de Vallin), (3, de notre travail), total 7 fois.

Nous la voyons occuper le bord externe dans les observations (2, 3, 6, de Dupuytren, Thèse d'André), (2, Thèse de Vallin), total 4 fois.

Dans l'observation (3, de Dupuytren), la tumeur occupait la partie inférieure de la phalangette, en même temps que sa partie externe. Ce fait est plus rare ; car la tumeur a plutôt de la tendance à se développer sur la partie supérieure de la phalangette, malgré l'obstacle que lui oppose l'ongle.

D'après le relevé des observations que nous venons de faire, il semblerait que le côté interne soit plus souvent affecté, 7 fois sur 11 cas. Ce résultat serait contraire à l'opinion de Vallin, qui dit, dans sa thèse, que l'exostose se développe le plus ordinairement sur le côté externe. Mais notre relevé ne porte pas sur un assez grand nombre d'observations pour que la question puisse être décidée définitivement.

ANATOMIE PATHOLOGIQUE.

L'exostose sous-unguéale est une tumeur d'un volume très-variable : tantôt elle ne dépasse pas le volume d'un pois ; d'autres fois, elle égale celui d'une cerise, d'une noisette, et même d'un marron. Il ne faudrait pas croire que le volume de la tumeur soit subordonné à celui de l'orteil qui est le siége de la maladie. M. Debrou cite une observation d'une exostose grosse comme une cerise, qui siégeait sur le cinquième orteil.

Ces tumeurs ont un aspect différent, suivant qu'elles sont ou non enflammées. Lorsqu'elles ne sont pas enflammées, au début, elles paraissent recouvertes par une peau analogue aux téguments, ou par une pellicule d'un brillant rosé. Rarement le chirurgien est appelé à cette époque de la maladie; il n'est consulté qu'à la suite de souffrances plus ou moins prolongées, souffrances causées par le contact répété de l'ongle avec la tumeur, et par l'inflammation qui en résulte. La tumeur se présente alors sous l'aspect de fongosités rouges, saignantes, qui suppurent; quelquefois très-volumineuses, et recouvrant l'ongle de diverses manières. Le tissu peut même avoir l'aspect squirrheux. Ces fongosités et la douleur ressentie par les malades ne sont qu'un effet de l'inflammation produite par la pression de l'ongle sur la tumeur. M. Foucher, sur un gros orteil affecté d'exostose sous-unguéale, a noté une production épidermique grise, formée d'écailles, indolente, mobile, développée près de l'ongle, tout-à-fait indépendante de l'exostose encore très-petite.

Structure. — La tumeur est composée d'une partie dure et d'une partie molle. La partie dure est formée aux dépens du tissu osseux sous-jacent. La partie molle aux dépens du périoste et du derme sous-unguéal. Le périoste est quelquefois normal; d'autres fois, hypertrophié et formant presque toute la tumeur. On a presque jamais trouvé de tissu fibro-cartilagineux.

Suivant Blandin, ces tumeurs prendraient naissance dans le périoste, et ne se souderaient à l'os sous-jacent qu'à une période ultérieure de leur développement. Cette opinion nous paraît erronée. La tumeur, en se développant, repousse le périoste qui, quelquefois s'hypertrophie, mais n'entre pour rien dans la composition de l'exostose.

MM. Nélaton et Vidal (de Cassis) disent que la tumeur est constituée au centre par du tissu spongieux, à la surface par du tissu compacte. Lorsque la tumeur est arrivée à son complet développement, et qu'elle date déjà de plusieurs années, sa structure ressemble assez à celle que lui attribuent les auteurs précédents. Mais si la tumeur est extirpée quand elle est jeune, comme cela arrive le plus ordinairement, la structure n'est pas la même.

Si l'on pratique une coupe verticale de la tumeur enlevée, voici ce que l'on observe : au centre, du tissu spongieux facilement reconnaissable à l'œil nu, montrant sous le microscope des ostéoplastes et des canalicules de Havers. A l'œil nu, on voit encore, allant du centre à la circonférence, une multitude de faisceaux rayonnés appartenant au faux-cartilage de M. Robin, et présentant çà et là de petits noyaux d'ossification. Le microscope y démontre la présence des cellules ou capsules du cartilage (observation 7, Thèse d'André). A la surface, on voit des fongosités et des bourgeons charnus; quelques gouttelettes de pus apparaissent çà et là (lorsque la tumeur est ulcérée). Quand elle ne l'est pas, elle est coiffée par un tissu corné, formé très-probablement aux dépens des couches de tissus, qui surmontent l'exostose. Cette disposition étant, il est probable que l'exostose est une dépendance du tissu osseux sous-jacent, et qu'elle en tire son origine, car elle se continue ordinairement avec le tissu de la phalangette.

Dans quelques cas, la tumeur est presque libre au fond d'une petite cavité creusée dans le centre de l'os ; elle est, pour ainsi dire, pédiculée. Ordinairement, il n'y a pas de ligne de démarcation bien tranchée entre le tissu normal et le tissu pathologique (Dolbeau).

La structure, le mode de développement, l'âge des malades atteints, semblent devoir faire assimiler ces tumeurs aux exostoses qui se montrent dans la jeunesse et avant l'évolution complète du tissu osseux. M. Richet les assimile aux exostoses dites de croissance. Voici ce que M. Dolbeau dit à leur sujet : « Je dois mentionner, en passant, une classe d'exostoses qui se montrent, comme celles que nous étudions, dans la jeunesse et avant l'évolution complète du tissu osseux. Ces tumeurs apparaissent sans aucune cause extérieure : ce sont les exostoses dites épiphysaires en raison de leur siége près de l'extrémité des os longs. M. Chassaignac désigne encore ces productions du tissu osseux sous le nom d'ostéophytes, pour indiquer qu'elles semblent être une sorte de bourgeonnement de l'os. Ces exostoses sont réellement spontanées, et semblent avoir avec l'exostose sous-unguéale une certaine analogie. De part et d'autre, la production anormale est formée de tissu compacte et de tissu spongieux ; elle a son point de départ dans le tissu osseux lui-même, et non dans le périoste ; enfin elle siége sur l'extrémité des os. Mais ces deux ordres d'exostoses présentent des différences notables. L'ostéophyte, une fois développée, acquiert de plus en plus d'accroissement, tant que l'os sur lequel elle siége n'a pas terminé complètement son ossification. Une fois que cette ossification est achevée, une fois que l'épiphyse est soudée à la diaphyse, alors la tumeur devient stationnaire comme l'os lui-même. Son volume ne change plus ; elle persiste ainsi des années, n'entraînant qu'une difformité plus ou moins apparente. Il n'en est pas de même pour l'exostose sous-unguéale ; elle ne s'arrête pas dans son évolution ; elle tend à se développer de plus en plus, que l'ossification de l'os sous-jacent soit complète ou non. De plus, fait très-remarquable, et sur lequel M. Soulier a insisté dans sa thèse inaugurale, l'ostéophyte a constamment pour siége l'épiphyse qui se soude le plus tardivement à la diaphyse ; ainsi l'ostéophyte du fémur occupe constamment l'extrémité inférieure de cet os. Le contraire a lieu pour l'exostose sous-unguéale. C'est, en effet, l'extrémité postérieure de la phalangette du gros orteil qui se soude en dernier lieu à la diaphyse, et la tumeur anormale siége constamment sur son extrémité antérieure. »

M. Gosselin, dans ses leçons cliniques, range cette affection parmi les maladies de l'adolescence, maladies ordinairement produites par le fait de la croissance rapide, et de la perversion nutritive qui amène, tantôt un excès de substance osseuse au niveau et aux dépens des os eux-mêmes, tantôt un excès de substance fibreuse aux dépens du périoste, tantôt une exagération simultanée de la substance osseuse et de la substance fibreuse. Et, relativement à ce mode de production, l'on peut rapprocher, à l'exemple du même auteur, les tumeurs, appelées exostoses, des tumeurs appelées fibrómes naso-pharyngiens ; tumeurs qui se développent aux mêmes époques de l'existence, au moment de l'adolescence et de la croissance, et qui, une fois l'âge mûr arrivé, ont une tendance naturelle, sinon à décroître, du moins à rester stationnaires.

Nous avons dit que cette tumeur était pédiculée ; mais ce pédicule affecte des formes variables ; tantôt c'est un collet rétréci ; tantôt c'est une large base, à partir de laquelle la tumeur va en diminuant de volume. L'exostose, à son point d'implantation, et le tissu de la pha-angette semblent se continuer. Il n'y a point de ligne de démarcation distincte.

Les points d'insertion du pédicule sur la phalange est intéressant à déterminer ; de cette insertion peuvent dépendre certains préceptes opératoires. Les auteurs s'en étaient peu préoccupés jusqu'à ces derniers temps. M. Debrou, dans le but de faire prévaloir un procédé opératoire, s'est occupé davantage de la question.

« Le lieu d'implantation, dit M. Debrou, est toujours le sommet de la phalange. » Les observations indiquent à peu près cette particularité, qui est plus visible, sur les dessins qu'on a donnés de la maladie, qu'elle n'est précisée dans les descriptions. Mais mes propres observations, qui sont au nombre de 4, me font regarder le fait comme constant. La phalangette peut être divisée en trois parties : une base, qui est articulée en arrière avec la phalange correspondante ; un sommet, qui est libre et renflé en rondache ou en forme de fer à cheval ; un col, qui joint ces deux parties. Je dis que c'est sur le sommet exclusivement, ou mieux sur l'un des deux renflements qui forment le sommet à la manière d'un fer à cheval, que s'implante l'exostose (et c'est pourquoi elle se montre sur l'un des côtés de l'ongle). Le dessin donné par M. Legoupils montre parfaitement le mode d'insertion que j'indique ; et cette insertion était la même chez la jeune fille que j'ai opérée. Dernièrement, j'ai vu un cas dans lequel la tumeur était si grosse (comme un marron), et paraissait tellement recouvrir l'articulation, que le chirurgien crut, un moment, qu'il serait obligé de couper dans la continuité de la phalange métacarpienne ; il se contenta toutefois de désarticuler, et la pièce, qui est entre mes mains, montre que, même en ce cas, l'exostose qui est énorme s'insérait exclusivement sur le sommet. Enfin je possède encore une pièce très-curieuse d'une exostose volumineuse de la dernière phalange du cinquième orteil. Or, même sur une petite phalange, l'exostose dont la partie osseuse seule est deux fois grosse comme la phalangette tout entière, s'implante très-exactement sur le sommet.

Hutchinson propose une explication du fait de cette implantation. L'exostose sous-unguéale, dit-il, est de la même nature que des exostoses se développant sur la ligne âpre du fémur et sur les bords de la coulisse bicipitale de l'humérus. Un des caractères de ces tumeurs est d'être très-fréquentes sur une surface naturellement rugueuse et irrégulière; très-rares, au contraire, sur une surface lisse et arrondie. Or, l'extrémité unguéale des orteils est rugueuse. Le plus souvent l'implantation aurait lieu sur le côté externe de la face unguéale de l'orteil : nous avons déja fait remarquer que, dans les cas que nous avons relevés, le coté interne semblerait atteint plus fréquemment.

Nous avons à signaler les rapports de la tumeur avec l'ongle, et les altérations de ce dernier. L'ongle est renversé en arrière et sur les côtés, ou bien simplement soulevé. Il forme quelquefois un fer à cheval autour de la tumeur. Il est épaissi, durci avec hypertrophie des papilles. A cette déviation, correspond le plus souvent un certain degré d'irritation locale ; un commencement d'onyxis, malgré le soin avec lequel certains malades retranchent la portion d'ongle soulevée. Au-dessous de l'ongle, le derme est plus ou moins enflammé, couvert de fongosités ; il se continue sans ligne de démarcation avec les tissus fibreux qui correspondent au périoste.

ÉTIOLOGIE.

Comme la plupart des maladies, l'exostose sous-unguéale doit son apparition et son développement à des
causes prédisposantes et à des causes occasionnelles.
Parmi les causes prédisposantes, on a signalé l'âge des
malades. Cette maladie surviendrait surtout pendant
l'adolescence, de 15 à 27 ans, c'est-à-dire au moment
où le tissu osseux tend à achever son développement.
Et, à ce propos, il ne nous semble pas inutile de rappe-
ler quelques détails anatomiques concernant le développement des phalanges. Si, d'abord, nous faisons
exception du gros orteil, sur lequel la maladie se rencontre le plus souvent, nous ne trouvons aucune con-
clusion à tirer de la comparaison que certains auteurs,
entre autres André (thèse), ont faite entre le volume des
phalanges des orteils et celui des phalanges des doigts.
Les phalanges du gros orteil seul sont plus développées
au pied que les phalanges du pouce à la main ; mais les
phalanges des autres orteils sont atrophiées relativement aux phalanges des doigts. Par conséquent, si l'on
peut faire jouer un rôle au plus grand développement
de la phalangette du gros orteil dans la production de
l'exostose, il n'en est pas de même pour les autres orteils qui sont moins volumineux que les doigts correspondants. Et comme nous avons vu que les orteils
étaient plus souvent ffectés que les doigts, cette étiologie est à rejeter. Relativement au développement, la
première, la deuxième et la troisième phalange se développent par deux points d'ossification : un pour le
corps, un pour l'extrémité postérieure. Les points osseux du corps des premières phalanges des orteils ne

commencent généralement à paraître que du deuxième au quatrième mois : mais le gros orteil fait exception, car il s'ossifie du cinquantième au soixantième jour.

Le point épiphysaire des premières phalanges ne paraît que vers la quatrième année. Le corps des deuxièmes phalanges s'ossifie, à peu près, à la même époque que celui des premières : de 1 à 6 ans se manifeste un point épiphysaire à leur extrémité postérieure. Le corps des troisièmes phalanges s'ossifie avant celui des secondes et des premières : un point osseux y paraît dès le quarante-cinquième jour de la vie fœtale ; il faut en excepter cependant le cinquième orteil où l'ossification est beaucoup plus tardive. La phalange unguéale du gros orteil offre cette particularité bien remarquable qu'elle s'ossifie avant toutes les autres ; elle se développe par un point qui n'occupe plus la partie moyenne, mais bien le sommet de la phalange. Le point épiphysaire des phalanges ne se réunit au corps des os correspondants qu'à l'âge de 17 ou 18 ans. Il est important de faire remarquer le rôle que joue cette dernière particularité, relativement au développement de l'exostose. En effet, si l'on consulte la plupart des observations, cette maladie débute vers l'âge de 17 à 18 ans. Le moins âgé des opérés est un petit garçon de 12 ans, opéré par M. Debrou. Le plus âgé, une malade de 47 ans, observée par M. Gosselin. Ce dernier fait est exceptionnel ; et la plupart des opérés n'avaient pas plus de 27 à 30 ans.

En effet, si nous relevons les observations des malades, nous voyons que, dans les cas de Dupuytren, les sujets avaient de 20 à 25 ans. Le mal avait débuté vers l'âge de 18 ans. M. Legoupils dit que, parmi les observations par lui recueillies, il n'a pas trouvé de malades ayant dépassé l'âge de 26 ans. M. Gosselin n'a conservé

que l'indication de 8 malades; sept étaient âgés : 2 de
19 ans; 2 de 20 ans; 1 de 21 an; 1 de 24 ans; 1 de
25 ans. Mais, chez tous les sept, la maladie avait commencé une ou deux années auparavant. Quant à sa malade âgée de 47 ans, nous avons dit que c'était un fait
exceptionnel, et qui prouvait que, comme pour l'ongle
incarné, il y avait, chez l'adulte, quelque rare possibi-
lité de développement des maladies de l'adolescence.
M. Richet a vu une malade qui avait 16 ans. La malade
du D. Molinier, de Toulouse, avait 30 ans. Un malade
de M. Lefort avait 16 ans et demi. Dans l'observation 10 de la thèse d'André, le sieur G. A. avait 24 ans.
La malade avait débuté en 1862, six ans auparavant
(Ces quatre dernières observations font partie de la
thèse d'André). La malade par moi observée, dans le
service de M. Broca, avait 19 ans.

Le sexe féminin paraît aussi jouer un certain rôle
dans le développement de la maladie. Dans les observations de M. Legoupils, sur 17 cas, 16 se rapportent au
sexe féminin, 1 seul au sexe masculin. L'opéré de Malgaigne était un homme. Parmi les trois ou quatre opérés de M. Nélaton, il y a un jeune homme. Parmi les
opérés de M. Foucher, se trouve un jeune homme de
17 ans. M. Debrou a vu, sur 5 opérés, 3 hommes. Les
cinq faits de Dupuytren se rapportent à des filles. Dans
les observations de M. Gosselin, cinq se rapportent à des
filles, trois à des garçons. L'observation 7 (thèse d'André) a rapport à une fille. L'observation 8 (même thèse)
a aussi rapport à une fille. Les observations 9 et 10
(même thèse), à des garçons. Enfin, notre observation
se rapporte à une jeune fille. Les filles sont incontesta-
blement en majorité, puisque, sur 47 cas relevés par
nous, l'on trouve 35 filles, et seulement 12 garçons.

Jusqu'à présent, les filles semblent donc plus prédisposées à l'affection. Quand à la raison, nous ne la rechercherons pas ; car, ainsi qu'aux auteurs, elle nous semble introuvable.

Après le sexe, on fait intervenir les professions. Mais nous trouvons, dans les observations, des malades exerçant toute espèce de profession. Ainsi, les femmes sont lingères, couturières, blanchisseuses, domestiques. Les hommes sont ouvriers en cuirs, cordonnier, menuisier, étudiant (thèse d'André). La profession ne semble donc jouer aucun rôle bien manifeste dans la production de cette maladie.

Puis, on a invoqué les différentes diathèses. La syphilis, la scrofule produisent souvent des maladies du système osseux. Mais, il est remarquable de constater que presque tous les malades affectés étaient d'une bonne santé, d'une bonne constitution, et qu'il a été impossible de trouver chez eux la moindre trace de syphilis ou de scrofules. On a aussi invoqué les coups sur les orteils, la pression sur la chaussure. Mais, comme l'a fort bien dit M. Dolbeau : si l'on admettait cette étiologie, l'exostose sous-unguéale serait beaucoup plus commune qu'elle ne l'est réellement.

En résumé, l'âge seul semble jouer un rôle dans l'étiologie de la maladie. L'on peut aussi noter, comme curiosité pathologique, sa plus grande fréquence dans le sexe féminin. L'affection peut donc être rapprochée des exostoses de croissance. Et l'on peut la classer, à l'exemple de M. Gosselin, parmi les malades de l'adolescence.

SYMPTOMATOLOGIE

Les symptômes se tirent des caractères de la tumeur et des modifications qu'elle imprime aux tissus circonvoisins. La tumeur apparaît d'abord d'une manière insensible. Après un certain temps, le malade perçoit une douleur et une gêne plus ou moins considérables dans la marche. Ces premiers symptômes ont ceci de remarquable, qu'ils coïncident généralement avec des accidents de croissance. Bientôt l'ongle est soulevé, et déjeté en haut et sur le côté, ou bien il se fend et laisse apercevoir une petite tumeur. La douleur à la pression augmente. Les chocs exaspèrent cette douleur. La marche devient plus gênée, et le malade s'abandonne quelquefois à la claudication. D'autres fois, les douleurs sont nulles ; la marche n'est pas gênée d'une façon appréciable ; les chocs seuls sont douloureux (observation 4). Le plus souvent, du reste, les douleurs ne sont pas spontanées. Le développement de la tumeur est plus ou moins rapide (six mois à quatre ou cinq ans). La grosseur en est variable : primitivement de la grosseur d'une tête d'épingle, elle peut atteindre le volume d'une noisette, d'une cerise, même d'un marron (Debrou). La consistance est quelquefois tout-à-fait dure ; d'autres fois, la partie superficielle de la tumeur est molle ; mais, en pressant suffisamment, l'on sent toujours un petit noyau dur. L'immobilité de la tumeur est constante ; c'est un caractère physique très-important pour le diagnostic. La tumeur siége presque toujours sur l'extrémité de l'orteil, un peu sur le côté. Elle est le plus souvent pédiculée. Quelquefois, cependant, elle s'insère sur la phalangette par une large base.

En grossissant, la tumeur donne lieu à divers accidents. Elle soulève l'ongle, quelquefois le décolle sur
les côtés, le renverse en arrière, à droite ou à gauche.
L'ongle devient malade, rugueux; il s'hypertrophie.
La matrice, elle-même, est attaquée; car, l'ongle soulevé, presse sur elle de haut en bas, et cette pression
irrite la matrice et produit de vives douleurs.

Une fois l'ongle soulevé, la tumeur est souvent à découvert. Sous l'influence du frottement, de la pression
de la chaussure, d'un coup ou d'une marche forcée,
elle commence à s'ulcérer, et l'ulcération marche avec
rapidité. La surface devient rouge, saignante, se recouvre de fongosités et de bourgeons charnus; un peu de
suppuration peut se montrer, et, quelquefois, les tissus
dégénérés ont l'aspect du cancer en voie de ramollisse-
ment. Enfin, la maladie arrive à son summum d'intensité. Toute pression est insupportable; la marche est
impossible et l'opération urgente.

D'autres fois, la tumeur ne s'ulcère pas, le derme
sous-unguéal s'épaissit, se racornit. La pression seule
provoque de la douleur (observation 4). Rarement la
tumeur, après avoir fait des progrès plus ou moins ra-
pides, entre en décroissance. Si, cependant, cet heureux
résultat se produit, elle peut diminuer de volume, de-
venir presque indolente. La marche redevient alors à
peu près naturelle (observation 2). Mais, c'est une rare
exception, et, encore, la guérison n'est-elle pas complète.

La maladie, assez souvent, donne lieu à deux com-
plications qui sont : la chute de l'ongle et son incarna-
tion. L'ongle ne tombe habituellement que lorsqu'il
s'en est produit un nouveau au-dessous de lui. Les malades, fréquemment, excisent la portion d'ongle qui

est en contact avec l'exostose : il arrive alors que la partie adhérente s'implante dans les chairs fongueuses, comme cela se voit dans l'onyxis. Les souffrances sont vives ; la partie superficielle de la tumeur s'enflamme ; de là, des fongosités, des abcès qui amènent la désorganisation de la matrice de l'ongle. La terminaison la plus fréquente est l'ulcération. Rarement, nous l'avons dit, la tumeur rétrocède, et donne lieu à une guérison relative.

DIAGNOSTIC.

Le diagnostic de cette affection est, en général, facile, surtout lorsque l'exostose a acquis un certain volume. Mais, au début, on peut la confondre avec un ongle rentré dans les chairs, comme Dupuytren en cite un cas (Thèse d'André). On l'a prise quelquefois pour une maladie de l'ongle. Lorsqu'elle est facilement aperçue au-dessous de l'ongle soulevé, on peut croire à une verrue, et la cautériser comme telle. Pour ce qui concerne les verrues, l'erreur est facile à éviter. Ce sont de petites excroissances papillaires brunâtres, dures, à surface lisse et granulée, se montrant particulièrement sur certaines régions du derme (face dorsale des mains, prépuce, visage, oreilles) : rarement aux orteils. Elles sont plus fréquentes chez les enfants que chez les adultes et les vieillards. Puis, on les remarque au nombre de plusieurs chez le même individu.

Il faut une certaine attention pour ne pas la confondre avec certaines maladies de l'ongle. Si l'on ne constate pas une petite tumeur, dure, immobile, soulevant 'ongle, on aura beaucoup de chances pour ne pas croire à la maladie. Quant au spina ventosa, ses caractères sont si nets et si tranchés, et son siége ordinaire à la main, feront éviter l'erreur.

On pourrait encore confondre l'exostose avec un phlegmon, un abcès : mais on ne rencontre ni la mollesse, ni l'empâtement, ni la fluctuation qui sont propres à ces deux maladies. La lésion, dans l'exostose, marche beaucoup plus lentement.

Avec un ostéo-sarcome, car l'ulcération de la surface, le suintement séro-sanguinolent parfois, les douleurs persistantes, pourraient à la rigueur éveiller cette pensée. Mais, en considérant l'âge, le mécanisme de la production de l'ulcération, le suintement séro-sanguinolent et même parfois purulent, qui s'observent dans l'exostose, la source des douleurs, rarement spontanées, et produites par le défaut de protection de l'ongle, et la sensibilité exaltée du derme sous-unguéal enflammé; il sera facile de reconnaître la lésion que l'on a sous les yeux.

MARCHE ET PRONOSTIC.

La marche de la maladie ne peut être précisée; car cette dernière va toujours en s'aggravant, jusqu'à ce que l'on y ait remédié au moyen d'une opération. D'ailleurs la marche diffère également, suivant que la maladie se développe sur des sujets plus ou moins soigneux de leur personne, ou placés dans des conditions sociales opposées. Elle s'aggrave plus rapidement chez l'ouvrier qui travaille pour gagner sa vie, que chez le riche qui peut se reposer à loisir. Mais, dans l'un ou l'autre cas, pour faire disparaître la maladie, il faut intervenir au moyen d'une opération radicale. Ce n'est qu'une question de temps. Cette maladie, la plupart du temps bénigne, peut donc entraîner des suites fâcheuses, puisqu'elle expose à tontes les conséquences d'une opération sanglante, si elle est traitée ; ou à une gêne, qui rend la vie insupportable, si l'on ne veut pas courir les chances d'une opération.

TRAITEMENT.

Les chirurgiens qui ont eu à traiter l'exostose sous-unguéale ont employé divers modes de traitement. Les uns, guidés par des vues théoriques, ont eu surtout en vue de faire disparaître la source même du mal : les autres, craignant les suites du traumatisme, ont été conduits à employer surtout les moyens palliatifs. Neus nous proposons, après avoir décrit succintement les divers procédés opératoires, de les comparer entre eux, et de faire voir ce qu'ils ont d'approprié à chaque cas particulier.

Ces divers procédés sont au nombre de six.

1° *Destruction de la tumeur par les caustiques et la ligature.* — La destruction par les caustiques a été employée par André, chirurgien de Versailles, dans le cas auquel nous avons fait allusion plus haut. Il ne se doutait guère de l'espèce de tumeur qu'il opérait. Néanmoins, ses cautérisations avec l'eau mercurielle (nitrate de mercure) réussirent. Personne après lui n'a été tenté d'employer sa méthode. On a pratiqué, quelquefois, la cautérisation au fer rouge ou la pâte de Canquoin, comme complément d'une autre opération. Quant à la ligature, c'est une mauvaise méthode, parce qu'elle est incomplète, et qu'elle force, tôt ou tard, à recourir à une opération plus radicale.

2° *Abrasion de la tumeur, l'ongle étant conservé.* —
C'est la méthode de Dupuytren : « le seul moyen, disait-
il, de débarrasser les malades des incommodités aux-
quelles donne lieu cette exostose, consiste dans son
extirpation complète. L'enlèvement de l'ongle est quelquefois nécessaire; dans le plus grand nombre des cas,
il est inutile. A l'aide d'un bistouri, on fait de chaque
côté de l'ongle une incision demi-circulaire. Ces incisions mettent à découvert et cernent la tumeur osseuse;
alors, avec le bistouri ou avec la gouge et le maillet, on
enlève l'exostose. Il ne faut pas se borner à retrancher
le sommet : car alors le mal se reproduirait. J'ai eu
occasion d'extirper au moins une trentaine de ces sortes
de tumeurs, et j'ai toujours obtenu, par ce moyen, la
guérison complète des malades.»

Au lieu du bistouri, ou de la gouge et du maillet,
A. Cooper se servaitd'une scie. Boyer, de ciseaux courbes pour enlever la tumeur mise à nu. Velpeau, d'un
bistouri tenu comme un canif, avec lequel il faisait
sauter l'exostose. Roux abattait la tumeur avec une petite scie, ou avec une tenaille incisive. Après l'abrasion,
Velpeau voulait qu'on portât le cautère actuel au fond
de la plaie, pour détruire complètement le pédicule.
Ce complément de l'opération était aussi adopté par
Blandin, Roux et Philippe Boyer. M. Nélaton, lorsque la
tumeur siége en avant, sans toucher à l'ongle et en
rasant l'os, l'enlève avec un fort bistouri concave. Si
elle est plus en arrière, il fait sur l'ongle deux incisions
semi-elliptiques qui cernent la tumeur. La section de
l'os, en général, est des plus faciles. Il est rare qu'on
soit obligé d'employer la gouge et le maillet. D'ailleurs,
il nous semble que ces instruments ont assez peu de
prise sur un si petit os. M. Broca a employé, dans le cas

qui fait le sujet de notre observation, le procédé de M. Nélaton : car il a coupé l'ongle en rond, a mis la tumeur à nu, et l'a extirpée avec le bistouri.

3° *Abrasion de la tumeur, l'ongle étant enlevé.* — Pour Dupuytren, dans la majorité des cas, l'enlèvement de l'ongle était inutile. Velpeau voulait qu'on l'enlevât; mais il reconnaissait qu'il n'était pas indispensable d'anéantir la racine. Quant à Blandin, il agissait de même. Voici ce qu'il dit : « Le malade étant couché sur un lit, un aide écarte les orteils : le chirurgien saisit, de la main gauche, le gros orteil par la face plantaire, et muni de ciseaux un peu forts, il divise l'ongle d'avant en arrière, à peu près sur sa partie moyenne. Il saisit, ensuite, au moyen de pinces à disséquer chacune des deux portions de l'ongle divisé, et, les renversant sur elles-mêmes de dedans en dehors, les sépare des parties molles. »

Lisfranc, au contraire, anéantissait l'ongle jusqu'à la racine ; car, souvent le nouvel ongle, se formant de toutes pièces, s'accroît d'une manière vicieuse, incommode, douloureuse. Et ces états persistent après son entière formation.

M. Gosselin adopte cette manière d'opérer. Après avoir enlevé l'ongle, comme dans l'opération de l'ongle incarné, il creuse avec la pointe d'un fort bistouri, sur les contours du pédicule de la tumeur, et l'enlève, après l'avoir, pour ainsi dire, isolée du reste de la substance osseuse de la phalangette.

4° *Abrasion de la tumeur avec cautérisation consécutive.* — La cautérisation consécutive à l'abrasion de la tumeur a été proposée dans le but de s'opposer à la récidive. Ces récidives n'ont jamais été vues par quelques auteurs. Mais nous adoptons sur ce point l'avis de Liston et de Velpeau, qui en ont constaté, ainsi que Boyer, Blandin, Roux et M. Gosselin. Mais, M. Gosselin, tout en admettant la récidive, n'emploie pas la cautérisation, surtout si le malade approche de l'âge de 24 à 26 ans. Nous avons dit, en effet, qu'à cet âge, la maladie avait une tendance a rester stationnaire, quelquefois à diminuer (observation 2). D'ailleurs, la petite excavation, creusée par lui autour de la tumeur, lui semble une précaution suffisante pour écarter la récidive.

5° *Désarticulation de la phalange.*— Après l'abrasion, Liston avait été témoin d'un cas de récidive : « Depuis, dit-il, j'ai l'habitude, lorsque l'opération est acceptée, de pratiquer l'opération dans l'article, entre la première et la seconde phalange (il s'agit du gros orteil), opération plus facile à faire et plus convenable, plus rapide que la section de l'os. Il n'en résulte aucune claudication. La maladie est d'une nature si gênante, que les malades s'y soumettent, en général, aisément. L'amputation de l'os entier me paraît préférable à toute autre tentative pour exciser la partie malade, parce qu'elle est moins douloureuse, plus certaine, et ne présente pas plus d'inconvénients.»

Lenoir avait adopté la pratique de Liston, parce que, dit-il, il avait observé un cas de mort dans le service de Blandin, à la suite de l'ablation. Le motif n'est guère valable ; car, quelquefois, la mort survient à la suite d'une simple écorchure des orteils. Et, vraisemblablement, la plupart des praticiens seront d'avis que l'abrasion est bien moins dangereuse que la désarticulation. La crainte de la récidive peut seule faire préférer cette dernière méthode — que nous nous réservons d'apprécier plus loin.

6° *Amputation de la phalange dans sa partie moyenne.* — C'est la méthode de M. Debrou, d'Orléans. Elle a pour but, tout en ne privant pas le malade de la totalité de sa phalange, d'extirper entièrement le siége du mal, et, par conséquent, d'enlever toute chance à la récidive.

Nous avons déjà dit plus haut que M. Debrou considérait l'exostose comme s'implantant toujours sur le sommet de la phalange, que le sommet est séparé de la base de la phalange par une portion rétrécie, véritable col qui, sur le gros orteil d'un adulte vigoureux, mesure dix millimètres au moins. On a donc à peu près un centimètre d'espace entre le lieu d'implantation et la base, et il est facile, par conséquent, d'enlever la tumeur, en faisant une section au milieu du col. M. Debrou fait la section de la phalangette à l'union de son col avec sa base, sans désarticuler, par conséquent. De cette façon, il enlève l'exostose entière avec sa racine et la portion d'os qui la supportait ; il laisse en place l'os et respecte l'articulation et les tendons.

Le procédé opératoire est le suivant : on fend l'ongle d'avant en arrière avec une paire de ciseaux aigus, et l'on arrache les deux moitiés de l'ongle avec une pince. Ensuite, avec un bistouri droit et pointu, on fait une incision sur le dos de la phalange, à la place où était l'ongle, et l'on prolonge en avant cette incision sur les côtés de la tumeur, de manière à circonscrire et à déchausser le sommet de la phalangette ; alors, avec la pince de Liston, on rompt l'os au ras de sa base, et l'on retire ce qui est en avant et qui porte la tumeur. Il en résulte une plaie creuse qu'on ne doit pas chercher à réunir par première intention. Il faut attendre que les bourgeons charnus la comblent, afin de conserver à l'extrémité du doigt sa largeur, et pour que l'ongle, en repoussant, puisse s'y étaler.

Réflexions.— Quant aux moyens palliatifs, malgré le succès obtenu dans notre observation 2, nous les laissons complètement de côté, en tant que méthode de traitement. Ils sont utiles comme adjuvants des procédés opératoires employés, soit pour préparer les parties enflammées et meurtries à l'opération ; soit pour atténuer les effets du traumatisme après cette même opération. Mais, par eux-mêmes, ils ne peuvent faire disparaître la lésion existante, pas plus, du reste, que les traitements internes les plus suivis. Et si nous analysons bien notre observation 2, nous trouvons que le malade, lorsqu'il a commencé à se soigner, avait vingt-quatre ans, c'est-à-dire approchait de l'âge où ces tumeurs ont de la tendance à diminuer, ou du moins à rester stationnaires : que la maladie, ayant débuté à dix-sept ou dix-huit ans, s'était développée lentement: que, malgré l'absence de soins, la lésion n'était devenue gênante que six ans après. Elle avait alors le volume d'une cerise. Elle ne s'était jamais ulcérée (circonstance favorable). Le malade était dans une situation sociale qui lui permettait de prendre tout le repos possible. Or, si nous songeons que la maladie peut se développer chez des individus obligés de travailler sans relâche pour gagner leur vie, nous voyons que, chez eux, ces moyens seraient absolument inefficaces. De plus, le jeune homme qui fait le sujet de cette observation a été obligé de garder un repos forcé, par conséquent très-pénible, d'user tous les jours de pédiluves émollients, de se badigeonner avec de la tein_

ture d'iode. Plus d'un malade auraient perdu patience.
Du reste, il y a eu d'autres accidents, qui ne seraient pas
survenus si l'opération eût été pratiquée. Au commencement de l'année 1868, l'ongle est tombé; un autre
ongle n'a pas tardé à repousser, c'est vrai, mais il n'a
pas repoussé régulièrement et a laissé la tumeur à découvert du côté interne. En somme, comme méthode
générale, nous repoussons ce traitement, qui ne peut
s'appliquer qu'à des cas exceptionnels, et qui ne guérit
pas radicalement la lésion.

Nous repoussons aussi les caustiques et la ligature,
parce qu'ils font souffrir beaucoup les malades et qu'ils
ne donnent pas, le plus souvent, de guérisons com-
plètes.

Lorsque la tumeur occupe la partie antérieure de la
phalangette, qu'elle n'est pas très-volumineuse, que
l'ongle n'est pas trop décollé, qu'il n'est pas malade,
nous adoptons le procédé de Dupuytren, avec la cautérisation des fongosités, s'il en existe, et la modification
apportée par M. Gosselin, qui consiste à creuser l'os autour du pédicule de la tumeur, afin de déraciner celle-
ci et d'éviter toute espèce de récidive.

Si l'ongle est malade, couvert de fongosités, durci,
très-soulevé par la tumeur qu'il recouvre en grande
partie, nous nous rallions au procédé de M. Nélaton,
procédé appliqué par M. Broca dans le cas que nous
avons suivi dans son service, et qui consiste à couper la
partie de l'ongle qui recouvre la tumeur, à découvrir
celle-ci et en faire l'abrasion au moyen d'un fort bistouri.
Mais, de plus, nous serions d'avis d'appliquer la modification de M. Gosselin, c'est-à-dire de creuser autour
de la tumeur pour enlever toutes ses racines.

Nous ne nous prononçons pas sur la cautérisation

après abrasion de la tumeur, ne l'ayant pas vu appliquer. Quand à l'emploi de la gouge et du maillet, nous
croyons que ces instruments ne sont pas nécessaires,
car ils ont l'inconvénient d'agir trop ou trop peu, vu la
petitesse et l'exiguité des parties sur lesquelles ils
agissent.

Pour la désarticulation, nous la repoussons absolument pour les cas ordinaires, la considérant comme une
opération grave par son traumatisme, par l'inflammation qui s'en suit, laquelle peut se propager aux gaines
des tendons ouvertes dans cette opération et donner
lieu à des phlegmons et des suppurations fort graves.

D'ailleurs, nous considérons cette opération comme
très-grave pour un mal que l'on peut essayer d'arrêter
par des procédés qui offrent bien moins de danger et
de grandes chances de guérison. En dernier lieu, le malade subit une mutilation qui n'est pas sans avoir certains inconvénients pour la station debout et la marche.

Le procédé de M. Debrou offre moins d'inconvénients,
car on n'enlève qu'une partie de la phalangette. Il n'expose pas aux dangers qui résultent de l'ouverture d'une
articulation. Il occasionne moins de gêne pour la
marche. Dans certains cas, il peut permettre la formation
d'un ongle nouveau. Mais il expose aussi à un traumatisme, à une difformité, à une gêne dans la marche que
l'on peut éviter par d'autres procédés. Il a pour but de
parer à une récidive, qui, somme toute, se produit d'au-
tant moins que le sujet approche de l'âge mûr, c'est-à-
dire de vingt-cinq à vingt-sept ans. Et, du reste, nous
ne verrions aucun inconvénient à opérer de nouveau
un malade se rapprochant de cet âge, car nous serions
à peu près sûr alors de n'avoir plus aucune chance de
récidive. Car, d'après les recherches de M. Gosselin,

nous savons qu'à cette époque de l'existence, les exostoses de cette nature ne tendent plus à se reproduire.

Quand aux suites des différentes opérations, elles peuvent être à peu près les mêmes. Cependant l'on a remarqué que, généralement, les opérations tentées pour remédier à ce genre de maladie réussissaient assez bien.

On observe quelquefois des érysipèles comme dans notre observation I.; mais rarement les accidents graves qui succèdent souvent à des lésions des orteils ou à des opérations que l'on pratique sur ces appendices (tétanos, phlegmons, angioleucite). Néanmoins, l'on doit être réservé sur le pronostic de l'opération, et bien surveiller le développement de l'ongle nouveau, car il arrive souvent qu'il s'incarne. Pour éviter cet accident, il faut comprimer les tissus que cet ongle doit recouvrir, et encore, malgré tous les soins donnés au malade, est-on souvent obligé de recourir à l'opération de l'ongle incarné.

Observation IV de la thèse de Wallin. — Salle Saint-Pierre, n° 7.

B... (Charles), 17 ans, fondeur en caractères, entre le 22 juin.

Ce garçon est blond, pâle, de petite taille, d'un tempérament lymphatique. Il n'a jamais fait de grave maladie. Pas de marques de scrofules; pas d'antécédents syphilitiques. Il y a deux mois et demi, il commença à apercevoir au bord interne de l'ongle du gros orteil droit une petite tumeur : elle prit de l'accroissement sans faire éprouver au malade ni gêne ni douleur. Il y a trois jours seulement, il ressentit un peu de douleur, et dans la journée la marche devint si douloureuse qu'il fut obligé de s'arrêter. Ne pouvant pas marcher davantage, il se décida à entrer à l'hôpital le 22 juin.

Etat actuel. — A la partie interne et antérieure de l'ongle, qui est un peu soulevé, on aperçoit une tumeur formant un grand rebord autour de la moitié interne de l'ongle. Cette grosseur a l'aspect d'une production épidermique : elle est grise, formée d'écailles, indolente; en la saisissant avec les doigts, on peut lui faire éprouver un petit mouvement de latéralité, mais très-peu sensible. Ce dernier signe fait surtout croire à une production épidermique.

Le 23. Pour l'enlever plus facilement, on arrache l'ongle. On voit qu'alors au-dessous de l'ongle se trouve une petite surface blanche, grosse comme un pois, un peu élevée au-dessous des parties environnantes, et qui se continue avec la tumeur extérieure. En enfonçant le bistouri pour couper cette tumeur, on est arrêté par un pédicule osseux qui se continue avec la phalange. Cet obstacle prouve que l'on a affaire à une exostose sous-unguéale. On met des compresses d'eau froide.

Le 27. M. Foucher procède à l'enlèvement de l'exostose : il choisit le procédé de M. Debrou qui consiste à enlever la moitié antérieure de la phalange.

Pour cela, il fait une incision antéro-postérieure à la partie supérieure du gros orteil, s'arrêtant à son bord antérieur : il disséqua les deux lambeaux interne et externe, en isolant l'exostose; puis il disséqua aussi la partie inférieure de la phalangette, en renversa les chairs en bas, et coupa avec des cisailles la moitié antérieure de la phalange.

La peau présente la même structure que toutes les autres exostoses ; il n'y a pas de pédicule bien manifeste, c'est toute la phalange qui s'est élevée en un point. La tumeur extérieure était bien de l'épiderme, qui s'est détaché après l'opération de l'exostose, ce qui explique la mobilité.

Le 28. Douleur assez vive au niveau de la plaie : il se plaint de toute la face interne du membre inférieur ; il y a quelques ganglions inguinaux durs et douloureux. Pas de vomissements, pas de nausées. 96 pulsations.

Le 29. Céphalalgie, fièvre intense, 120 pulsations ; nausées, grande prostration. L'angioleucite est très manifeste ; traînées rouges s'étendant dans tout le membre ; adénite. — Frictions mercurielles, 1 bouteille d'eau de Sedlitz.

Le 30. Les traînées rouges sont moins manifestes, mais il règne sur toute la jambe une coloration rouge, diffuse, tuméfiée, qui est bien de l'érysipèle. 120 pulsations. — 12 sangsues.

1er juillet. L'érysipèle a envahi toute la moitié de la cuisse ; grande prostration ; céphalalgie ; vomissements. 130 pulsations. — 2 verres d'eau de Sedlitz.

Le 2. L'érysipèle a encore gagné : l'état général est toujours aussi grave.

Le 3. L'érisipèle a envahi toute la cuisse ; elle est couverte de phlyctènes. La rougeur de la jambe est moins vive. 120 pulsations ; un peu d'agitation la nuit. — 1 bouteille d'eau de Sedlitz.

Le 5. L'érisipèle n'a pas augmenté ; au contraire, le membre a beaucoup pâli. L'état général est beaucoup meilleur. 80 pulsations. Le malade demande un peu à manger.

Le 8. Le malade entre en pleine convalescence. La plaie suppure abondamment.

Le 15. La plaie est presque cicatrisée.

OBSERVATION II.

Observation X (thèse d'André, 1868).

Le sieur G. A..., âgé de 24 ans, d'un tempérament lymphatico-nerveux, est tout-à-fait indemne d'antécédents scrofuleux et syphilitiques ; il n'a jamais eu non plus de maladie grave. Il ne se rappelle pas avoir jamais été gêné dans sa marche par de la chaussure étroite.

Entre 17 et 18 ans, il fut pris d'accidents de croissance qui se traduisirent par de l'amaigrissement, de l'anémie, des palpitations nerveuses, des névralgies intercostales. Un traitement tonique (huile de foie de morue, vin de quinquina, bains salés) eut bientôt raison de ces symptômes qui inquiétaient au plus haut degré sa famille.

C'est aussi vers cette époque, c'est-à-dire en 1863, qu'il commença à sentir sa marche gênante. Le gros orteil du pied droit était, à son extrémité, le siége d'élancements douloureux et spontanés, car ils avaient lieu la nuit. Du reste, l'inspection de la partie douloureuse ne dénotait aucun signe bien net. La phalangette était un peu rouge, les tissus qui entouraient l'ongle étaient un peu tuméfiés, et l'ongle lui-même était plus bombé qu'à l'ordinaire. Les élancements étaient d'ailleurs intermittents. Le jeune homme, par une négligence blâmable, ne prit aucun soin de son pied, et, comme il était constamment gêné dans sa marche, il prit l'habitude vicieuse de n'appuyer par terre que le bord externe du pied. Il s'ensuivit une espèce de claudication des plus disgracieuses, dont M. A... est pourtant parvenu à se défaire. Les choses marchèrent ainsi, avec des alternatives de bien et de mal pendant environ deux ans.

Vers l'année 1864 les choses prirent une autre tournure. L'ongle, soulevé de plus en plus, finit par se déjeter au dehors, en même temps quil s'épaississait, et prenait une teinte grisâtre.

Sur la partie latérale interne de la phalangette du gros orteil droit, on pouvait voir une tumeur du volume d'un gros pois, d'une couleur rosée, d'une consistance cartilagineuse. Elle était manifestement en continuité de substance avec le tissu osseux de la phalangette, et au niveau de son point de jonction avec elle, on voyait un étranglement circulaire, une espèce de collet peu profond : la tumeur était donc largement pédiculée.

Dans le but de se procurer un peu de soulagement, le malade enfonça à plusieurs reprises la pointe d'une épingle dans la tumeur ; et à chacune de ces manœuvres douloureuses, par parenthèse, il sortait une petite quantité de sang. La tumeur augmentait peu à peu de volume ; en même temps, l'ongle se déjetait de plus en plus en dehors.

Vers 1865, époque à laquelle le mal était à son summum d'intensité, voici ce que présentait la phalange malade : l'ongle était épais, grisâtre, présentant à sa surface de nombreux plis transversaux. On voyait qu'il était soulevé par une tumeur subjacente. Cette tumeur apparaissait d'une façon évidente au côté interne de la phalangette. Elle avait acquis le volume d'une cerise ; elle était d'une couleur rosée et d'une consistance très-dure. Sa forme était plutôt pyramidale que globuleuse. La base de la pyramide était à la partie latérale interne ; le sommet au côté externe, et se perdant sous l'angle. L'orteil était renflé en forme de massue. Les tissus environnants étaient rouges, tuméfiés, et dans la profondeur des plis d'implantation de l'ongle se montraient quelques fongosités. La tumeur ne s'est jamais ulcérée.

La marche était de plus en plus gênée ; les douleurs étaient atroces par moments, et les ganglions de l'aine étaient engorgés.

Le malade, ne pouvant plus tenir à cet état de choses, était parfaitement décidé à se faire opérer. Un chirurgien très-distingué, consulté par lui, lui conseilla néanmoins d'attendre, et de ne se résigner à l'opération que dans le cas où la tumeur s'ulcérerait. Le malade se condamna à un repos presque forcé. Il usa tous les jours de pédiluves émollients prolongés, et badigeonna les parties malades avec de la teinture d'iode. L'amélioration ne tarda pas à se faire sentir. Il est presque inutile d'ajouter qu'il portait des chaussures très-larges. La tumeur s'affaissa légèrement ; l'engorgement des tissus disparut ; et la marche devint moins gênée. Les ganglions de l'aine s'affaissèrent aussi. Il était évident que le mal était entré dans une ère nouvelle, dans une phase de décroissance.

Depuis lors la tumeur s'est encore affaissée. La claudication dont était affecté le malade a disparu complètement. Le mal n'est pas guéri pourtant d'une façon absolue. La tumeur subsiste toujours ; toujours un peu douloureuse à la pression, mais beaucoup plus dure, très-ratatinée, comme momifiée. Les élancements spontanés n'existent plus. Vers le commencement de l'année 1868, l'ongle est tombé ; mais au-dessous s'en était déjà formé un nouveau, qui n'a pas tardé à recouvrir la tumeur, excepté au côté interne.

Chose singulière ! tandis que l'ancien ongle ne s'était jamais incarné, le nouveau à peine formé s'est incarné au côté externe de la phalange. Douleurs insupportables, suppuration ; tout cela est arrivé dans l'espace de quelques jours. Le malade lui-même, avec des pinces et des ciseaux, a extirpé la partie de l'ongle qui était rentrée dans les chairs. Depuis lors, c'est-à-dire depuis le mois de mars 1868, les choses marchent à merveille, et la tumeur, quoique persistant toujours, ne donne plus signe de vie.

OBSERVATION III.

Gosselin. Clinique chirurgicale de la Charité, t. I, p. 77, 1873.

Une jeune fille de 20 ans, couturière, est entrée, pour une tumeur du volume d'une petite noisette, occupant le côté interne et la face supérieure du gros orteil, tout près de son extrémité antérieure. Cette tumeur avait été remarquée pour la première fois il y a un an. Elle était alors beaucoup moins grosse et ne gênait pas, mais depuis six mois qu'elle a grossi, elle incommode davantage. La malade se trouve gênée dans ses chaussures ; elle souffre en marchant, boîte par moments, et ne peut faire une longue course. Ajoutons à cela que depuis quelques jours la tumeur s'est excoriée, suppure un peu, et est devenue le point de départ d'une rougeur, d'une démangeaison et d'un gonflement de tout l'orteil. La marche est aujourd'hui, par suite de cette poussée inflammatoire, tout-à-fait impossible.

Cette tumeur est arrondie, rougeâtre, cachée en partie par l'ongle refoulé en haut, en partie mise à découvert par la section de cet ongle, que la malade avait faite à diverses reprises dans l'espoir qu'elle se soulagerait en supprimant la pression exercée par la matière cornée sur la tumeur. Dans les points où elle s'est ainsi découverte, la saillie offre un revêtement rougeâtre, très-adhérent, qui n'est autre chose que le derme sous-unguéal intimement confondu avec elle. Vers l'extrémité antérieure, ce derme est plus rouge et, par conséquent, plus vasculaire que dans les autres points. Il est en même temps épaissi et molasse, ce qui lui donne un aspect analogue à celui des fongosités de l'ongle incarné. Vers la partie supérieure, on voit une ulcération superficielle, large de 5 millimètres, arrondie, à surface grisâtre, fournissant un suintement séro-sanguinolent. L'ulcération n'avait point été causée par l'application d'un caustique, comme cela se voit quelquefois. Cette solution de continuité avait été probablement déterminée et entretenue par la pression de la chaussure dans la marche. C'est d'elle qu'est partie la poussée inflammatoire qui a amené la malade à l'hôpital.

En cherchant à apprécier la consistance, on reconnaît qu'elle est mollasse dans les couches superficielles, dure et comme osseuse dans les couches profondes. Enfin, saisissant la tumeur entre deux doigts de la main gauche, pendant qu'avec l'autre main on fixe solidement l'orteil et le pied, on reconnaît qu'il n'y a pas de mobilité et que la production est intimement confondue avec la phalangette. Cette tumeur offre tous les caractères de l'exostose sous-unguéale du gros orteil.

Traitement. — L'ongle est enlevé, après anesthésie locale, au moyen de la glace et du sel marin à parties égales. La tumeur est cernée par deux incisions semi-elliptiques, puis détachée avec un fort bistouri, en creusant un peu la face supérieure et le bord antérieur de la phalangette, de manière à enlever les couches les plus superficielles de cette dernière jusqu'à environ 4 millimètres de profondeur.

La manœuvre est terminée par un pansement simple.

Anatomie pathologique. — En allant des parties superficielles de la tumeur aux profondes, on voit d'abord le derme sous-unguéal : au-dessous de lui, mais très-intimement confondue avec lui, une trame blanche, d'apparence fibrineuse, qui a bien 3 millimètres d'épaisseur, et qui à l'œil nu semble formée de tissu très-dense, d'apparence fibro-cartilagineuse. Le microscope ne permet cependant d'y découvrir aucune cellule cartilagineuse et, par conséquent, il s'agit en réalité d'un tissu fibreux très-dense. Plus profondément et confondue encore d'une façon intime, on voit une petite masse osseuse de 4 à 5 millimètres d'épaisseur, masse qui se trouve constituée tout à la fois par la production anormale et par la portion de phalangette dont elle provenait. La tumeur n'est donc pas une exostose franche, mais une exostose surmontée de tissu fibreux. C'est une production ostéo-fibreuse. Sous ce rapport elle diffère des autres exostoses de l'adolescence, lesquelles sont formées exclusivement de substance osseuse ; et elle a quelque analogie avec les fibromes naso-pharyngiens, qui naissent aussi des os, mais sont formés exclusivement de tissu fibreux.

OBSERVATION IV.

Est entrée le 23 avril 1874, à l'hôpital des Cliniques, au n° 22 de la salle des femmes, dans le service de M. Broca, Vincenot (Eugénie), âgée de 19 ans, blanchisseuse, née à Paris, et y demeurant rue Saint-Maur, célibataire.

Cette jeune fille, quoique délicate, a toujours eu une bonne santé antérieure. Elle a commencé à marcher à 18 mois. Ses parents sont ordinairement bien portants et ne paraissent avoir eu aucune maladie grave, susceptible d'avoir laissé quelques traces. Elle a deux sœurs plus jeunes qu'elle qui ont également une bonne santé.

Elle a commencé à travailler à 12 ans chez une blanchisseuse. Son travail consiste à repasser le linge ; elle ne fait pas de courses.

Elle a été formée à 16 ans. Depuis, ses règles reviennent assez régulièrement, sont accompagnées quelquefois de douleurs lombaires peu intenses et passagères. L'écoulement dure ordinairement trois jours et a quelque tendance à avancer de deux à trois jours sur les mois précédents. Elle a ressenti quelques douleurs dans les genoux avec léger gonflement des articulations et palpitations de cœur depuis environ trois mois. Ces douleurs ont même nécessité le repos au lit pendant quelques jours, et se produisent surtout lorsque le temps est humide. Elle n'en souffre pas en ce moment.

Depuis six mois elle a commencé à s'apercevoir du développement d'une petite tumeur à l'extrémité du gros orteil du pied gauche, au-dessus et à la partie antérieure de la phalangette, tumeur qui soulevait légèrement l'ongle. Cette tumeur, du reste, n'était pas douloureuse spontanément et ne gênait en rien la marche. La douleur n'était ressentie que si le pied heurtait quelque obstacle. La malade marchait beaucoup et sans inconvénient pour elle, car elle travaille dans la rue Antoine-Dubois, et fait la route de cette rue à la rue Saint-Maur deux fois par jour, le matin et le soir.

Néanmoins la tumeur augmentait toujours. Elle s'apercevait, en se coupant l'ongle, lorsqu'elle se baignait les pieds, que celui-ci était de plus en plus soulevé, et que le derme sous-unguéal se durcissait et ressemblait à de la peau morte qu'elle essayait d'enlever. Elle crut d'abord que cette tumeur n'était que de l'épiderme raccorni ; mais en touchant avec plus d'attention elle sentit bientôt que cette tumeur était tout à fait dure, et voyant qu'elle augmentait sans cesse, elle se décida à entrer dans le service de M. Broca.

À son entrée, on constata que cette tumeur, qui ne s'était jamais ulcérée, protégée qu'elle était par l'ongle soulevé, était, en effet, dure, résistante, grosse comme une petite noisette, recouverte par le derme sous-unguéal, épaissi et raccorni, d'une couleur brun-noirâtre. L'ongle était soulevé, épaissi, hypertrophié, silonné par des raies transversales de substance cornée ; mais il n'avait pas quitté les replis de la peau qui le recouvrent latéralement. Comme il était coupé à mesure qu'il repoussait, la tumeur le débordait en avant, et à peu près sur la ligne médiane.

Aux caractères offerts par la tumeur, à sa dureté, à sa situation, à son développement assez rapide, chez une jeune fille de 19 ans, ne portant aucune trace de maladies antérieures pouvant expliquer ce développement d'une tumeur, jeune fille dont la croissance, depuis l'âge de 16 à 17 (depuis qu'elle était formée), s'était faite très-rapidement, on diagnostiqua une exostose sous-unguéale de l'adolescence.

M. Broca proposa l'ablation de la tumeur. L'orteil anesthésié au moyen d'un mélange refrigérant de glace pilée et de sel marin par parties égales, M. Broca coupa la partie antérieure de l'ongle, afin de mettre la tumeur à découvert ; puis il la cerna par deux incisions courbes et l'enleva en deux fois à l'aide d'un fort bistouri.

Cette tumeur, fort dure, était en très-grande partie osseuse : elle avait la forme pyramidale plutôt que ronde. Il y avait peu de tissu fibreux.

La tumeur enlevée, l'on fit à la malade un pansement simple.

Depuis l'opération, faite le 27 avril, la plaie s'est en grande partie cicatrisée. L'ongle a commencé à repousser ; et, pour ne pas le gêner dans son évolution, l'on a fait la compression des parties molles qu'il doit recouvrir avec un pansement composé d'une rondelle d'amadou, recouverte et maintenue par une bande de diachylon. La malade peut marcher et n'a souffert en rien de son opération. Nous avons eu l'occasion de la revoir depuis sa sortie de l'hôpital. L'ongle repousse bien ; mais elle a eu un petit abcès qu'elle attribue à l'irritation produite par un petit tampon de charpie que l'on a glissé sous l'ongle pour imprimer à celui-ci une bonne direction, et qu'il faut plutôt attribuer, selon nous, à ce que la malade, s'ennuyant de garder le repos, a trop marché, ce qui a produit une irritation des parties qui avoisinent l'ongle. Du reste, ce petit abcès s'est terminé très-simplement, et la malade est aujourd'hui en bonne santé. Il lui faudra seulement ne pas trop marcher jusqu'à ce que l'ongle soit tout-à-fait repoussé.

Paris. A. PARENT, imprimeur de la Faculté de Médecine, rue Mr-le-Prince, 31.